SAPORI CHETO:
125 RICETTE
DELIZIOSE PER UNA
VITA IN FORMA

INDICE

Introduzione alla Dieta Chetogenica

Breve descrizione della dieta chetogenica e dei suoi benefici.
Principi base della dieta chetogenica: cosa mangiare e cosa evitare.
Suggerimenti per iniziare e mantenere una dieta chetogenica.

Sezione 1: Colazione Chetogenica [20 ricette di colazione]
Sezione 2: Spuntini Chetogenici [20 ricette di spuntini]
Sezione 3: Pranzo Chetogenico [35 ricette di pranzo]
Sezione 4: Cena Chetogenica [35 ricette di cena]
Sezione 5: Dolci Chetogenetici [15 ricette di dolci]

Consigli e Strategie per la Dieta Chetogenica
Gestione degli effetti collaterali.
Consigli per la spesa.
Suggerimenti per mangiare fuori casa.
Adattamenti per diverse esigenze alimentari.
Conclusioni

Introduzione alla Dieta Chetogenica: Potenzialità, Benefici e Rischi Basati su Evidenze Scientifiche

La dieta chetogenica, comunemente nota come "dieta cheto", ha guadagnato una notevole attenzione negli ultimi anni, emergendo come un approccio alimentare rivoluzionario per il benessere generale, il controllo del peso e la gestione di specifiche condizioni di salute. Questa introduzione mira a esplorare le potenzialità e i benefici della dieta chetogenica, basandosi sulle disponibili evidenze scientifiche. È importante sottolineare che, sebbene questa dieta possa offrire vantaggi significativi, dovrebbe essere intrapresa solo sotto la guida di un professionista medico, in quanto non scevra da possibili effetti collaterali.

Cos'è la Dieta Chetogenica?

La dieta chetogenica è un regime alimentare che enfatizza un elevato apporto di grassi, una moderata assunzione di proteine e una ridotta ingestione di carboidrati. Tradizionalmente, il corpo umano utilizza i carboidrati come principale fonte di energia. Tuttavia, quando l'assunzione di carboidrati è drasticamente ridotta, il corpo entra in uno stato noto come chetosi. In questo stato, il corpo inizia a bruciare i grassi per produrre chetoni, che diventano la nuova fonte di energia. Questo passaggio metabolico offre diversi benefici potenziali, che esploreremo di seguito.

Potenzialità della Dieta Chetogenica

Perdita di Peso: Uno dei benefici più evidenti della dieta chetogenica è la perdita di peso. Studi hanno dimostrato che la chetosi può accelerare la riduzione del grasso corporeo, poiché il corpo utilizza i grassi come fonte di energia. Questo effetto è particolarmente evidente nelle prime fasi della dieta.

Controllo del Glucosio nel Sangue: La dieta chetogenica è stata riconosciuta per la sua capacità di abbassare e stabilizzare i livelli di glucosio nel sangue, rendendola un'opzione potenziale per le persone con diabete di tipo 2. La riduzione dell'assunzione di carboidrati può diminuire significativamente la necessità di insulina e altri farmaci per il diabete.

Benefici Neurologici: La ricerca ha indicato che la dieta chetogenica può avere effetti benefici sul cervello e sul sistema nervoso. Originariamente sviluppata come trattamento per l'epilessia, la dieta chetogenica è stata associata a una riduzione delle crisi epilettiche. Studi recenti hanno anche esplorato il suo potenziale nel trattamento di altre condizioni neurologiche, come il morbo di Alzheimer e il morbo di Parkinson.

Riduzione dell'Infiammazione: Il passaggio a un metabolismo basato sui chetoni può ridurre l'infiammazione nel corpo. Questo potrebbe avere implicazioni positive nella gestione di condizioni infiammatorie croniche e nella riduzione del rischio di alcune malattie.

Miglioramento dell'Energia e della Concentrazione: Molti seguaci della dieta chetogenica riferiscono un miglioramento dell'energia e della concentrazione mentale. Ciò può essere attribuito alla fornitura costante di energia dai grassi, a differenza delle fluttuazioni che possono verificarsi con una dieta ad alto contenuto di carboidrati.

Benefici e Potenziali Rischi Basati su Evidenze Scientifiche

Le evidenze scientifiche a supporto della dieta chetogenica sono in continua crescita. Studi clinici e ricerche hanno dimostrato che la dieta può essere efficace nel promuovere la perdita di peso, migliorare il controllo glicemico e ridurre i fattori di rischio per malattie cardiache. Inoltre, la ricerca sul suo impatto sulle condizioni neurologiche offre speranza per nuove strategie terapeutiche.

Tuttavia, è essenziale riconoscere che la dieta chetogenica non è adatta a tutti e può avere effetti collaterali, specialmente nelle fasi iniziali. Questi possono includere la "cheto-influenza", stanchezza, mal di testa, e cambiamenti nell'equilibrio elettrolitico. È fondamentale che la dieta sia bilanciata e nutritivamente completa, fornendo tutti i nutrienti essenziali.

Conclusione

La dieta chetogenica offre potenzialità e benefici significativi, supportati da evidenze scientifiche. Tuttavia, è cruciale approcciare questa dieta in modo informato e sotto la supervisione di un medico o di un nutrizionista qualificato. Ogni individuo è unico, e ciò che funziona per una persona potrebbe non essere ideale per un'altra. Pertanto, prima di intraprendere la dieta chetogenica, si raccomanda vivamente di consultare un professionista medico per garantire che sia sicura e adatta alle tue esigenze individuali.

SEZIONE 1: COLAZIONE CHETOGENICA

Introduzione alla Sezione

La colazione è spesso considerata il pasto più importante della giornata, e non c'è motivo di rinunciare al gusto e alla varietà seguendo una dieta chetogenica. Questa sezione è dedicata a trasformare la tua colazione in un momento di puro piacere, con ricette che non solo soddisfano i requisiti chetogenici, ma sono anche deliziose e nutriente. Da saporite frittate a dolci pancake senza carboidrati, ogni ricetta è stata attentamente selezionata per offrirti il perfetto inizio chetogenico per la giornata.

Con questa sezione, inizi il tuo viaggio culinario chetogenico con un'ampia scelta di opzioni per la colazione. Dalle ricette salate a quelle dolci, c'è qualcosa per soddisfare ogni palato e ogni esigenza alimentare. Buon appetito e benvenuti nel mondo della colazione chetogenica!

1. Frittata Cheto con Spinaci e Feta

Ingredienti: 6 uova, 200g di spinaci, 100g di feta, 1 cipolla, 2 spicchi d'aglio, sale, pepe, olio d'oliva.

Istruzioni: Soffriggi la cipolla e l'aglio, aggiungi gli spinaci e cuoci fino a riduzione. Mescola le uova sbattute con la feta, aggiungi agli spinaci, cuoci fino a doratura.

Informazioni Nutrizionali: Calorie: 250, Grassi: 20g, Carboidrati: 3g, Proteine: 15g.

2. *Pancake Cheto alla Mandorla*

Ingredienti: 100g di farina di mandorle, 2 uova, 50ml di latte di mandorla, 1 cucchiaino di lievito per dolci, eritritolo, vaniglia.

Istruzioni: Mescola tutti gli ingredienti per formare un impasto liscio. Cuoci i pancake su una padella antiaderente fino a doratura su entrambi i lati.

Informazioni Nutrizionali: Calorie: 200, Grassi: 18g, Carboidrati: 2g, Proteine: 8g.

3. *Smoothie Cheto all'Avocado e Cocco*

Ingredienti: 1 avocado, 200ml di latte di cocco, eritritolo, 1 cucchiaino di estratto di vaniglia, ghiaccio.

Istruzioni: Frulla tutti gli ingredienti fino ad ottenere un composto cremoso e omogeneo. Servi freddo.

Informazioni Nutrizionali: Calorie: 300, Grassi: 25g, Carboidrati: 5g, Proteine: 3g.

4. *Mini Quiche Lorraine Cheto*

Ingredienti: 100g di pancetta, 4 uova, 100ml di panna, 50g di formaggio grattugiato, noce moscata.

Istruzioni: Cuoci la pancetta, mescola con uova, panna e formaggio. Versa in stampini e cuoci in forno.

Informazioni Nutrizionali: Calorie: 300, Grassi: 25g, Carboidrati: 2g, Proteine: 18g.

5. *Toast Cheto con Avocado e Uovo*

Ingredienti: Pane cheto, 1 avocado, 2 uova, sale, pepe.

Istruzioni: Tosta il pane cheto, schiaccia l'avocado sopra, aggiungi un uovo al tegamino e servi.

Informazioni Nutrizionali: Calorie: 350, Grassi: 28g, Carboidrati: 6g, Proteine: 15g.

6. Budino di Chia e Cocco Cheto

Ingredienti: 30g di semi di chia, 200ml di latte di cocco, eritritolo, vaniglia.

Istruzioni: Mescola i semi di chia con il latte di cocco, lascia riposare durante la notte. Aggiungi dolcificante e vaniglia.

Informazioni Nutrizionali: Calorie: 250, Grassi: 20g, Carboidrati: 8g, Proteine: 5g.

7. Omelette Cheto con Funghi e Spinaci

Ingredienti: 3 uova, 100g di funghi, 100g di spinaci, formaggio grattugiato, sale, pepe.

Istruzioni: Salta funghi e spinaci, mescola con le uova sbattute, cuoci fino a doratura.

Informazioni Nutrizionali: Calorie: 300, Grassi: 22g, Carboidrati: 4g, Proteine: 20g.

8. Yogurt Greco con Noci e Bacche Cheto

Ingredienti: 150g di yogurt greco intero, 30g di noci, mix di bacche cheto.

Istruzioni: Servi lo yogurt con noci tritate e bacche.

Informazioni Nutrizionali: Calorie: 200, Grassi: 15g, Carboidrati: 5g, Proteine: 10g.

9. Frullato Proteico al Cioccolato Cheto

Ingredienti: 30g di proteine al cioccolato in polvere cheto, 200ml di latte di mandorla, eritritolo, ghiaccio.

Istruzioni: Frulla tutti gli ingredienti fino a ottenere un composto liscio.

Informazioni Nutrizionali: Calorie: 250, Grassi: 8g, Carboidrati: 3g, Proteine: 30g.

10. *Uova alla Benedict Cheto*

Ingredienti: 2 uova, 100g di prosciutto crudo, salsa olandese cheto, pane cheto.

Istruzioni: Poché le uova, tosta il pane, assembla con prosciutto e salsa olandese.

Informazioni Nutrizionali: Calorie: 400, Grassi: 30g, Carboidrati: 4g, Proteine: 25g.

11. *Crostini Cheto con Salmone e Crema di Formaggio*

Ingredienti: Pane cheto, 100g di salmone affumicato, 100g di crema di formaggio, erba cipollina.

Istruzioni: Tosta il pane cheto, spalma la crema di formaggio, aggiungi il salmone e cospargi di erba cipollina.

Informazioni Nutrizionali: Calorie: 300, Grassi: 25g, Carboidrati: 4g, Proteine: 18g.

12. *Muffin Cheto con Bacon e Cheddar*

Ingredienti: 6 fette di bacon, 100g di cheddar, 4 uova, sale, pepe.

Istruzioni: Cuoci il bacon, sbriciola e mescola con uova e cheddar. Versa in stampini da muffin e cuoci.

Informazioni Nutrizionali: Calorie: 250, Grassi: 20g, Carboidrati: 1g, Proteine: 15g.

13. *Crepes Cheto con Ricotta e Limone*

Ingredienti: 100g di farina di mandorle, 2 uova, 50ml di latte di mandorla, ricotta, scorza di limone.

Istruzioni: Prepara le crepes con farina di mandorle, uova e latte.

Farcisci con ricotta e scorza di limone.

Informazioni Nutrizionali: Calorie: 280, Grassi: 22g, Carboidrati: 3g, Proteine: 15g.

14. *Porridge Cheto di Semi di Lino*

Ingredienti: 30g di semi di lino macinati, 200ml di latte di mandorla, eritritolo, cannella.

Istruzioni: Cuoci i semi di lino con il latte e dolcificante, aggiungi cannella a piacere.

Informazioni Nutrizionali: Calorie: 200, Grassi: 15g, Carboidrati: 1g, Proteine: 8g.

15. *Ciotola di Acai Cheto*

Ingredienti: Polpa di acai senza zucchero, 100ml di latte di cocco, eritritolo, noci, semi di chia.

Istruzioni: Frulla l'acai con latte di cocco e dolcificante. Servi con noci e semi di chia.

Informazioni Nutrizionali: Calorie: 250, Grassi: 20g, Carboidrati: 5g, Proteine: 4g.

16. *Omelette Cheto al Formaggio di Capra e Pomodori Secchi*

Ingredienti: 3 uova, 50g di formaggio di capra, 30g di pomodori secchi, basilico.

Istruzioni: Sbatti le uova, aggiungi formaggio di capra e pomodori secchi, cuoci fino a doratura.

Informazioni Nutrizionali: Calorie: 300, Grassi: 22g, Carboidrati: 3g, Proteine: 20g.

17. *Waffle Cheto con Burro di Mandorle*

Ingredienti: 100g di farina di mandorle, 2 uova, 50ml di latte di mandorla, lievito per dolci, burro di mandorle.

Istruzioni: Mescola gli ingredienti secchi e umidi separatamente, poi uniscili. Cuoci nell'apposita piastra per waffle.

Informazioni Nutrizionali: Calorie: 300, Grassi: 25g, Carboidrati: 4g, Proteine: 10g.

18. *Pudding Cheto di Avocado e Cacao*

Ingredienti: 1 avocado, 2 cucchiai di cacao in polvere, eritritolo, latte di mandorla.

Istruzioni: Frulla l'avocado con cacao, dolcificante e un po' di latte fino a ottenere una crema.

Informazioni Nutrizionali: Calorie: 250, Grassi: 20g, Carboidrati: 8g, Proteine: 3g.

19. *Insalata Cheto con Uovo e Avocado*

Ingredienti: 2 uova sode, 1 avocado, foglie di spinaci, olio d'oliva, aceto balsamico.

Istruzioni: Affetta uovo e avocado, disponi su spinaci. Condisci con olio e aceto.

Informazioni Nutrizionali: Calorie: 350, Grassi: 30g, Carboidrati: 6g, Proteine: 12g.

20. *Frullato di Lamponi e Vaniglia Cheto*

Ingredienti: 100g di lamponi, 200ml di latte di mandorla, eritritolo, 1 cucchiaino di estratto di vaniglia.

Istruzioni: Frulla i lamponi con il latte, dolcificante e vaniglia fino a ottenere un composto liscio.

Informazioni Nutrizionali: Calorie: 150, Grassi: 8g, Carboidrati: 5g, Proteine: 3g.

Queste 20 ricette per la colazione chetogenica sono progettate per fornire un inizio sano, gustoso e soddisfacente per la giornata, offrendo un'ampia varietà di scelte per tutti i gusti. Dalle opzioni dolci a quelle salate, c'è qualcosa per ogni preferenza, assicurando che iniziare la giornata con una dieta chetogenica sia sempre un'esperienza piacevole e gratificante.

SEZIONE 2: SPUNTINI CHETOGENICI

Introduzione alla Sezione

Gli spuntini sono un'importante componente di qualsiasi piano alimentare, specialmente nella dieta chetogenica. Offrono un modo per mantenere i livelli di energia e prevenire la fame tra i pasti. Questa sezione è dedicata a spuntini chetogenici che non solo rispettano i principi della dieta a basso contenuto di carboidrati, ma sono anche deliziosi e facili da preparare. Che tu sia a casa, al lavoro, o in movimento, troverai opzioni di spuntini che soddisfano le tue esigenze nutrizionali senza compromettere il gusto.

Gli spuntini chetogenici in questa sezione sono progettati per essere non solo conformi ai principi della dieta a basso contenuto di carboidrati, ma anche per essere deliziosi e gratificanti. Ogni ricetta è una perfetta combinazione di gusto e nutrizione, dimostrando che seguire una dieta chetogenica può essere sia soddisfacente che deliziosa. Buon divertimento e buona degustazione

1. *Chips di Cavolo Riccio*

Ingredienti: 100g di cavolo riccio, olio d'oliva, sale marino.

Istruzioni: Stacca le foglie, massaggia con olio e sale, cuoci in forno fino a croccantezza.

Informazioni Nutrizionali: Calorie: 50, Grassi: 4g, Carboidrati: 3g,

Proteine: 2g.

2. *Mini Peperoni Ripieni*

Ingredienti: 10 mini peperoni, 100g di formaggio cremoso, erbe aromatiche.

Istruzioni: Taglia e svuota i peperoni, riempi con formaggio e erbe.

Informazioni Nutrizionali: Calorie: 80, Grassi: 6g, Carboidrati: 4g, Proteine: 2g.

3. *Olive Marinate*

Ingredienti: 150g di olive miste, olio d'oliva, aglio, rosmarino.

Istruzioni: Marinate le olive con olio, aglio e rosmarino.

Informazioni Nutrizionali: Calorie: 150, Grassi: 15g, Carboidrati: 1g, Proteine: 1g.

4. *Bastoncini di Sedano con Burro di Arachidi*

Ingredienti: 4 gambi di sedano, 50g di burro di arachidi.

Istruzioni: Taglia il sedano in bastoncini e spalma il burro di arachidi.

Informazioni Nutrizionali: Calorie: 100, Grassi: 8g, Carboidrati: 3g, Proteine: 4g.

5. *Uova Sode Condite*

Ingredienti: 4 uova, paprika, sale, erba cipollina.

Istruzioni: Cuoci le uova, tagliale a metà, condisci.

Informazioni Nutrizionali: Calorie: 70, Grassi: 5g, Carboidrati: 1g, Proteine: 6g.

6. *Noci Tostate con Spezie*

Ingredienti: 100g di mix di noci, olio d'oliva, mix di spezie.

Istruzioni: Mescola le noci con olio e spezie, tosta in forno.

Informazioni Nutrizionali: Calorie: 200, Grassi: 20g, Carboidrati: 4g, Proteine: 5g.

7. Bocconcini di Mozzarella e Pomodoro

Ingredienti: 100g di mozzarella ciliegina, pomodorini, basilico, aceto balsamico.

Istruzioni: Alterna mozzarella, pomodoro e basilico su stuzzicadenti, guarnisci con aceto.

Informazioni Nutrizionali: Calorie: 70, Grassi: 5g, Carboidrati: 2g, Proteine: 5g.

8. Guacamole con Bastoncini di Verdure

Ingredienti: 2 avocado, succo di lime, sale, peperoncino, verdure a bastoncino.

Istruzioni: Schiaccia l'avocado, aggiungi lime e condimenti, servi con verdure.

Informazioni Nutrizionali: Calorie: 150, Grassi: 13g, Carboidrati: 8g, Proteine: 2g.

9. Gamberetti con Salsa Cocktail Cheto

Ingredienti: 100g di gamberetti, 50g di maionese cheto, ketchup cheto, succo di limone.

Istruzioni: Mescola maionese, ketchup e limone per la salsa, servi con gamberetti.

Informazioni Nutrizionali: Calorie: 100, Grassi: 7g, Carboidrati: 1g, Proteine: 8g.

10. Barrette Energetiche Cheto con Cocco e Cioccolato

Ingredienti: 50g di farina di cocco, 50g di gocce di cioccolato cheto, 50g di burro di mandorle.

Istruzioni: Mescola gli ingredienti, forma delle barrette, raffredda in frigorifero.

Informazioni Nutrizionali: Calorie: 150, Grassi: 12g, Carboidrati: 3g, Proteine: 4g.

11. *Mousse di Avocado e Cioccolato*

Ingredienti: 2 avocado, 2 cucchiai di cacao in polvere, eritritolo, panna montata cheto.

Istruzioni: Frulla avocado, cacao e dolcificante. Servi con panna montata.

Informazioni Nutrizionali: Calorie: 250, Grassi: 22g, Carboidrati: 8g, Proteine: 3g.

12. *Formaggio Grigliato Cheto*

Ingredienti: Pane cheto, 2 fette di formaggio cheddar, burro.

Istruzioni: Griglia il formaggio tra due fette di pane cheto imburrato.

Informazioni Nutrizionali: Calorie: 300, Grassi: 26g, Carboidrati: 4g, Proteine: 15g.

13. *Bastoncini di Formaggio Cheto*

Ingredienti: 100g di formaggio a scelta, mix di erbe, 1 uovo, farina di mandorle.

Istruzioni: Taglia il formaggio a bastoncini, passa nell'uovo e farina di mandorle, cuoci fino a doratura.

Informazioni Nutrizionali: Calorie: 200, Grassi: 16g, Carboidrati: 2g, Proteine: 12g.

14. *Polpette Cheto con Salsa di Yogurt*

Ingredienti: 200g di carne macinata, 1 uovo, spezie, 100g di yogurt greco, aglio.

Istruzioni: Forma le polpette e cuoci. Mescola yogurt e aglio per la salsa.

Informazioni Nutrizionali: Calorie: 250, Grassi: 18g, Carboidrati: 3g, Proteine: 20g.

15. *Roll di Prosciutto e Formaggio*

Ingredienti: Fette di prosciutto crudo, formaggio a fette, rucola.

Istruzioni: Avvolgi il formaggio e la rucola nel prosciutto.

Informazioni Nutrizionali: Calorie: 150, Grassi: 10g, Carboidrati: 1g, Proteine: 14g.

16. *Pesto di Avocado e Noci*

Ingredienti: 1 avocado, 50g di noci, basilico, olio d'oliva, aglio.

Istruzioni: Frulla tutti gli ingredienti per il pesto. Servi con verdure crude.

Informazioni Nutrizionali: Calorie: 200, Grassi: 18g, Carboidrati: 6g, Proteine: 4g.

17. *Paté di Fegato Cheto*

Ingredienti: 200g di fegato di pollo, burro, cipolla, erbe aromatiche.

Istruzioni: Cuoci il fegato con cipolla e burro, frulla fino a ottenere un paté liscio.

Informazioni Nutrizionali: Calorie: 150, Grassi: 10g, Carboidrati: 2g, Proteine: 12g.

18. *Tacos Cheto con Insalata di Pollo*

Ingredienti: Foglie di lattuga, 200g di pollo sfilacciato, avocado, salsa cheto.

Istruzioni: Usa le foglie di lattuga come tacos, riempi con pollo, avocado e salsa.

Informazioni Nutrizionali: Calorie: 200, Grassi: 14g, Carboidrati: 4g, Proteine: 15g.

19. *Crackers Cheto di Semi*

Ingredienti: Mix di semi (lino, girasole, zucca), uovo, sale marino.

Istruzioni: Mescola i semi con uovo, stendi sottilmente, cuoci fino a croccantezza.

Informazioni Nutrizionali: Calorie: 100, Grassi: 8g, Carboidrati: 2g, Proteine: 4g.

20. *Gomme da Masticare Cheto al Cocco*

Ingredienti: 200ml di latte di cocco, gelatina, eritritolo, estratto di vaniglia.

Istruzioni: Scalda il latte di cocco, aggiungi gelatina e dolcificante, versa in stampi.

Informazioni Nutrizionali: Calorie: 50, Grassi: 4g, Carboidrati: 1g, Proteine: 2g.

SEZIONE 4: CENA CHETOGENICA

Introduzione alla Sezione

La cena è il momento in cui molti di noi si rilassano e godono di un pasto nutriente e soddisfacente. In una dieta chetogenica, la cena può essere altrettanto deliziosa e varia come in qualsiasi altro regime alimentare. Questa sezione del libro è dedicata a ricette di cena chetogeniche che soddisfano il palato e mantengono il tuo corpo in uno stato di chetosi. Troverai una vasta gamma di piatti, dai semplici pasti quotidiani a opzioni più elaborate per occasioni speciali.

1. *Filetto di Manzo con Salsa al Gorgonzola*

Ingredienti: Filetto di manzo, gorgonzola, panna, burro, erbe aromatiche.

Istruzioni: Griglia il filetto, prepara una salsa con gorgonzola e panna.

Informazioni Nutrizionali: Calorie: 450, Grassi: 35g, Carboidrati: 2g, Proteine: 30g.

2. *Lasagne Cheto con Zucchine e Ricotta*

Ingredienti: Zucchine, ricotta, carne macinata, salsa di pomodoro cheto, mozzarella.

Istruzioni: Usa zucchine al posto della pasta, stratifica con carne, ricotta e mozzarella.

Informazioni Nutrizionali: Calorie: 350, Grassi: 25g, Carboidrati: 6g, Proteine: 25g.

3. *Salmone al Cartoccio con Verdure*

Ingredienti: Salmone, asparagi, limone, burro, erbe.

Istruzioni: Avvolgi salmone e asparagi in cartoccio, cuoci in forno.

Informazioni Nutrizionali: Calorie: 350, Grassi: 25g, Carboidrati: 3g, Proteine: 25g.

4. *Pollo alla Cacciatora Cheto*

Ingredienti: Cosce di pollo, pomodori, cipolla, olive, erbe.

Istruzioni: Cuoci il pollo con pomodori, cipolla e olive.

Informazioni Nutrizionali: Calorie: 400, Grassi: 30g, Carboidrati: 5g, Proteine: 30g.

5. *Bistecca alla Fiorentina Cheto*

Ingredienti: Bistecca alla fiorentina, olio d'oliva, sale, pepe.

Istruzioni: Griglia la bistecca, condisci con olio, sale e pepe.

Informazioni Nutrizionali: Calorie: 500, Grassi: 40g, Carboidrati: 0g, Proteine: 35g.

6. *Gratin di Cavolfiore e Formaggio Cheto*

Ingredienti: Cavolfiore, panna, formaggio cheddar, parmigiano, aglio.

Istruzioni: Cuoci il cavolfiore, mescola con panna e formaggi, gratina in forno.

Informazioni Nutrizionali: Calorie: 300, Grassi: 22g, Carboidrati: 6g, Proteine: 15g.

7. *Gamberi al Curry e Cocco Cheto*

Ingredienti: Gamberi, latte di cocco, pasta di curry, coriandolo.

Istruzioni: Cuoci i gamberi con curry e latte di cocco.

Informazioni Nutrizionali: Calorie: 300, Grassi: 20g, Carboidrati: 5g, Proteine: 25g.

8. *Petto di Anatra con Riduzione di Balsamico*

Ingredienti: Petto di anatra, aceto balsamico, eritritolo, erbe aromatiche.

Istruzioni: Cuoci l'anatra, prepara una riduzione con balsamico.

Informazioni Nutrizionali: Calorie: 400, Grassi: 30g, Carboidrati: 5g, Proteine: 30g.

9. *Insalata di Mare Cheto*

Ingredienti: Frutti di mare misti, lattuga, limone, olio d'oliva, aglio.

Istruzioni: Cuoci i frutti di mare, servi su un letto di lattuga.

Informazioni Nutrizionali: Calorie: 300, Grassi: 15g, Carboidrati: 5g, Proteine: 35g.

10. *Polpettone Cheto con Salsa di Funghi*

Ingredienti: Carne macinata, uovo, parmigiano, funghi, panna.

Istruzioni: Prepara il polpettone, cuoci. Prepara una salsa con funghi e panna.

Informazioni Nutrizionali: Calorie: 400, Grassi: 30g, Carboidrati: 5g, Proteine: 30g.

11. *Spaghetti di Zucca al Pesto Cheto*

Ingredienti: Zucca spaghetti, pesto cheto, parmigiano.

Istruzioni: Cuoci la zucca, sfilacciala, mescola con pesto e parmigiano.

Informazioni Nutrizionali: Calorie: 250, Grassi: 20g, Carboidrati: 8g, Proteine: 5g.

12. *Pollo Ripieno con Spinaci e Ricotta*

Ingredienti: Petto di pollo, spinaci, ricotta, erbe aromatiche.

Istruzioni: Farcisci il pollo con spinaci e ricotta, cuoci in forno.

Informazioni Nutrizionali: Calorie: 350, Grassi: 20g, Carboidrati: 3g, Proteine: 35g.

13. *Braciole di Maiale con Salsa di Senape*

Ingredienti: Braciole di maiale, senape, panna, brodo.

Istruzioni: Cuoci le braciole, prepara una salsa con senape, panna e brodo.

Informazioni Nutrizionali: Calorie: 400, Grassi: 30g, Carboidrati: 2g, Proteine: 30g.

14. *Zuppa di Pesce Cheto*

Ingredienti: Mix di pesce, brodo di pesce, pomodori, aglio, olio d'oliva.

Istruzioni: Cuoci il pesce nel brodo con pomodori e aglio.

Informazioni Nutrizionali: Calorie: 300, Grassi: 15g, Carboidrati: 5g, Proteine: 35g.

15. *Stufato di Manzo Cheto con Funghi*

Ingredienti: Manzo, funghi, brodo, cipolla, carote cheto.

Istruzioni: Cuoci manzo, funghi, cipolla e carote nel brodo.

Informazioni Nutrizionali: Calorie: 350, Grassi: 22g, Carboidrati: 5g, Proteine: 30g.

16. *Insalata di Pollo Grigliato e Avocado*

Ingredienti: Petto di pollo, avocado, lattuga, pomodorini,

vinaigrette cheto.

Istruzioni: Griglia il pollo, servi con lattuga, avocado e pomodorini.

Informazioni Nutrizionali: Calorie: 350, Grassi: 25g, Carboidrati: 6g, Proteine: 25g.

17. *Costine di Maiale BBQ Cheto*

Ingredienti: Costine di maiale, salsa BBQ cheto, erbe aromatiche.

Istruzioni: Cuoci le costine con salsa BBQ e erbe.

Informazioni Nutrizionali: Calorie: 500, Grassi: 40g, Carboidrati: 3g, Proteine: 35g.

18. *Riso di Cavolfiore Cheto con Gamberetti*

Ingredienti: Cavolfiore, gamberetti, aglio, olio d'oliva, limone.

Istruzioni: Trita il cavolfiore, cuoci con gamberetti e aglio.

Informazioni Nutrizionali: Calorie: 250, Grassi: 15g, Carboidrati: 8g, Proteine: 20g.

19. *Insalata Nicoise Cheto*

Ingredienti: Tonno, uova sode, fagiolini, olive, pomodorini, vinaigrette cheto.

Istruzioni: Combina tonno, uova, fagiolini, olive e pomodorini.

Informazioni Nutrizionali: Calorie: 350, Grassi: 25g, Carboidrati: 5g, Proteine: 25g.

20. *Scaloppine di Tacchino al Limone*

Ingredienti: Tacchino, farina di mandorle, limone, burro, brodo.

Istruzioni: Impana il tacchino, cuoci con limone, burro e brodo.

Informazioni Nutrizionali: Calorie: 300, Grassi: 20g, Carboidrati: 4g, Proteine: 25g.

21. *Polpettine Cheto in Salsa Marinara*

Ingredienti: Carne macinata, uovo, parmigiano, salsa marinara cheto.

Istruzioni: Prepara le polpette, cuoci nella salsa marinara.

Informazioni Nutrizionali: Calorie: 300, Grassi: 20g, Carboidrati: 5g, Proteine: 20g.

22. *Zuppa Tailandese di Pollo al Cocco*

Ingredienti: Pollo, latte di cocco, pasta di curry, citronella, lime.

Istruzioni: Cuoci il pollo con latte di cocco, curry, citronella e lime.

Informazioni Nutrizionali: Calorie: 350, Grassi: 25g, Carboidrati: 5g, Proteine: 25g.

23. *Tortino di Granchio Cheto*

Ingredienti: Carne di granchio, maionese cheto, uovo, erbe, farina di mandorle.

Istruzioni: Combina granchio, maionese, uovo e erbe, forma tortini, cuoci.

Informazioni Nutrizionali: Calorie: 200, Grassi: 15g, Carboidrati: 3g, Proteine: 15g.

24. *Arrosto di Maiale con Erbe*

Ingredienti: Arrosto di maiale, aglio, rosmarino, salvia, olio d'oliva.

Istruzioni: Arrostisci il maiale con aglio, rosmarino e salvia.

Informazioni Nutrizionali: Calorie: 450, Grassi: 35g, Carboidrati: 0g, Proteine: 35g.

25. *Spiedini di Pollo e Peperoni*

Ingredienti: Petto di pollo, peperoni, cipolla, erbe aromatiche.

Istruzioni: Alterna pollo, peperoni e cipolla su spiedini, griglia.

Informazioni Nutrizionali: Calorie: 300, Grassi: 15g, Carboidrati: 5g, Proteine: 35g.

26. *Frittata Cheto con Salsiccia e Peperoni*

Ingredienti: Uova, salsiccia, peperoni, cipolla, formaggio.

Istruzioni: Cuoci salsiccia e verdure, aggiungi uova e formaggio.

Informazioni Nutrizionali: Calorie: 350, Grassi: 28g, Carboidrati: 5g, Proteine: 20g.

27. *Baccalà al Forno con Olive e Pomodorini*

Ingredienti: Baccalà, olive, pomodorini, aglio, olio d'oliva.

Istruzioni: Cuoci il baccalà con olive, pomodorini e aglio.

Informazioni Nutrizionali: Calorie: 300, Grassi: 20g, Carboidrati: 5g, Proteine: 25g.

28. *Insalata di Anatra Affumicata*

Ingredienti: Anatra affumicata, mesclun, noci, vinaigrette cheto.

Istruzioni: Combina anatra con mesclun e noci, condisci.

Informazioni Nutrizionali: Calorie: 350, Grassi: 28g, Carboidrati: 5g, Proteine: 18g.

29. *Pizza Cheto con Base di Cavolfiore*

Ingredienti: Base di cavolfiore, salsa di pomodoro cheto, mozzarella, peperoni.

Istruzioni: Prepara la base, aggiungi salsa, mozzarella e peperoni, cuoci.

Informazioni Nutrizionali: Calorie: 300, Grassi: 22g, Carboidrati: 8g, Proteine: 15g.

30. *Insalata di Gamberetti e Avocado*

Ingredienti: Gamberetti, avocado, lattuga, limone, olio d'oliva.

Istruzioni: Mescola gamberetti, avocado e lattuga, condisci.

Informazioni Nutrizionali: Calorie: 300, Grassi: 22g, Carboidrati: 6g, Proteine: 20g.

31. *Cosce di Pollo al Forno con Rosmarino*

Ingredienti: Cosce di pollo, rosmarino, aglio, olio d'oliva.

Istruzioni: Marinate e cuoci le cosce di pollo con rosmarino e aglio.

Informazioni Nutrizionali: Calorie: 400, Grassi: 30g, Carboidrati: 1g, Proteine: 30g.

32. *Zuppa di Asparagi Cheto*

Ingredienti: Asparagi, brodo, panna, cipolla, olio d'oliva.

Istruzioni: Cuoci asparagi e cipolla nel brodo, frulla, aggiungi panna.

Informazioni Nutrizionali: Calorie: 200, Grassi: 15g, Carboidrati: 8g, Proteine: 5g.

33. *Involtini di Vitello Cheto con Prosciutto e Salvia*

Ingredienti: Fettine di vitello, prosciutto crudo, salvia, burro.

Istruzioni: Avvolgi vitello, prosciutto e salvia, cuoci con burro.

Informazioni Nutrizionali: Calorie: 350, Grassi: 25g, Carboidrati: 1g, Proteine: 30g.

34. *Insalata di Pollo al Pesto Cheto*

Ingredienti: Petto di pollo, pesto cheto, lattuga, pomodorini, pinoli.

Istruzioni: Griglia il pollo, mescola con pesto, lattuga e

pomodorini.

Informazioni Nutrizionali: Calorie: 350, Grassi: 25g, Carboidrati: 6g, Proteine: 25g.

35. *Merluzzo al Forno con Olive e Capperi*

Ingredienti: Merluzzo, olive, capperi, pomodorini, aglio, olio d'oliva.

Istruzioni: Cuoci il merluzzo con olive, capperi, pomodorini e aglio.

Informazioni Nutrizionali: Calorie: 300, Grassi: 20g, Carboidrati: 4g, Proteine: 25g.

SEZIONE 5: DOLCI CHETOGENETICI

Introduzione alla Sezione

Molti pensano che seguire una dieta chetogenica significhi dire addio ai dolci, ma non è così! Questa sezione è dedicata a deliziosi dolci chetogenetici che soddisfano la voglia di qualcosa di dolce senza compromettere il tuo stato di chetosi. Troverai una varietà di dessert, dalle semplici delizie da gustare ogni giorno a opzioni più elaborate per occasioni speciali, tutti realizzati con ingredienti a basso contenuto di carboidrati e dolcificanti alternativi.

Queste ricette di dolci chetogenetici dimostrano che puoi goderti deliziosi dessert senza uscire dallo stato di chetosi. Dalle torte cremose ai dolci al cucchiaio, c'è qualcosa per soddisfare ogni golosità. Buon divertimento in cucina e buona degustazione!

1. Cheesecake Cheto

Ingredienti: Farina di mandorle, burro, crema di formaggio, eritritolo, uova, vaniglia.

Istruzioni: Prepara la base con farina di mandorle e burro, riempi con crema di formaggio e uova.

Informazioni Nutrizionali: Calorie: 300, Grassi: 28g, Carboidrati: 5g, Proteine: 6g.

2. Mousse al Cioccolato Cheto

Ingredienti: Cioccolato fondente cheto, panna montata, eritritolo, estratto di vaniglia.

Istruzioni: Sciogli il cioccolato, mescola con panna montata e vaniglia.

Informazioni Nutrizionali: Calorie: 250, Grassi: 22g, Carboidrati: 6g, Proteine: 3g.

3. Biscotti Cheto al Burro di Arachidi

Ingredienti: Burro di arachidi cheto, eritritolo, uovo, vaniglia.

Istruzioni: Mescola tutti gli ingredienti, forma i biscotti, cuoci in forno.

Informazioni Nutrizionali: Calorie: 150, Grassi: 12g, Carboidrati: 4g, Proteine: 5g.

4. Tiramisù Cheto

Ingredienti: Crema di mascarpone, eritritolo, caffè, cacao in polvere, uova, savoiardi cheto.

Istruzioni: Strato di savoiardi inzuppati di caffè, coperto con crema di mascarpone.

Informazioni Nutrizionali: Calorie: 350, Grassi: 30g, Carboidrati: 5g, Proteine: 8g.

5. Gelato Cheto alla Vaniglia

Ingredienti: Panna, eritritolo, tuorli d'uovo, estratto di vaniglia.

Istruzioni: Mescola gli ingredienti, congela, mescola periodicamente.

Informazioni Nutrizionali: Calorie: 200, Grassi: 18g, Carboidrati: 3g, Proteine: 3g.

6. Torta al Cioccolato Cheto

Ingredienti: Farina di mandorle, cacao in polvere, eritritolo, uova, burro, lievito per dolci.

Istruzioni: Combina gli ingredienti, versa in una teglia, cuoci in forno.

Informazioni Nutrizionali: Calorie: 250, Grassi: 22g, Carboidrati: 6g, Proteine: 6g.

7. *Panna Cotta Cheto*

Ingredienti: Panna, gelatina, eritritolo, estratto di vaniglia.

Istruzioni: Sciogli la gelatina nella panna calda, aggiungi dolcificante e vaniglia, versa in stampi.

Informazioni Nutrizionali: Calorie: 200, Grassi: 18g, Carboidrati: 2g, Proteine: 3g.

8. *Barrette Energetiche Cheto al Cocco*

Ingredienti: Farina di cocco, olio di cocco, eritritolo, cioccolato fondente cheto.

Istruzioni: Mescola farina di cocco e olio, forma barrette, ricopri di cioccolato fuso.

Informazioni Nutrizionali: Calorie: 200, Grassi: 18g, Carboidrati: 4g, Proteine: 2g.

9. *Brownies Cheto*

Ingredienti: Cacao in polvere, eritritolo, farina di mandorle, uova, burro.

Istruzioni: Mescola gli ingredienti, versa in una teglia, cuoci in forno.

Informazioni Nutrizionali: Calorie: 150, Grassi: 12g, Carboidrati: 3g, Proteine: 4g.

10. *Crostata Cheto con Frutta*

Ingredienti: Farina di mandorle, burro, crema di formaggio, eritritolo, frutta cheto.

Istruzioni: Prepara la base di mandorle, riempi con crema e frutta.

Informazioni Nutrizionali: Calorie: 300, Grassi: 26g, Carboidrati: 8g, Proteine: 6g.

11. *Cupcakes Cheto alla Vaniglia*

Ingredienti: Farina di mandorle, eritritolo, uova, burro, estratto di vaniglia, lievito per dolci, crema di formaggio per la glassa.

Istruzioni: Combina gli ingredienti secchi e umidi, versa negli stampini per cupcakes, cuoci in forno. Decora con glassa di crema di formaggio.

Informazioni Nutrizionali: Calorie: 220, Grassi: 20g, Carboidrati: 4g, Proteine: 5g.

12. *Trifle Cheto ai Lamponi*

Ingredienti: Lamponi, panna montata cheto, crema pasticcera cheto, eritritolo.

Istruzioni: Strato di lamponi, seguito da crema pasticcera e panna montata. Ripeti gli strati.

Informazioni Nutrizionali: Calorie: 200, Grassi: 18g, Carboidrati: 5g, Proteine: 3g.

13. *Biscotti Cheto al Cioccolato e Nocciole*

Ingredienti: Farina di mandorle, cacao in polvere, eritritolo, burro, nocciole tritate, uovo.

Istruzioni: Mescola gli ingredienti, forma i biscotti, cuoci in forno.

Informazioni Nutrizionali: Calorie: 150, Grassi: 13g, Carboidrati: 3g, Proteine: 4g.

14. *Crepes Cheto con Crema e Frutti di Bosco*

Ingredienti: Farina di mandorle, uova, latte di mandorla, eritritolo, crema di formaggio, frutti di bosco.

Istruzioni: Prepara le crepes con farina di mandorle, uova e latte.

Farcisci con crema e frutti di bosco.

Informazioni Nutrizionali: Calorie: 250, Grassi: 20g, Carboidrati: 6g, Proteine: 8g.

15. *Torta al Limone e Semi di Papavero Cheto*

Ingredienti: Farina di mandorle, eritritolo, uova, burro, limone, semi di papavero, lievito per dolci.

Istruzioni: Combina gli ingredienti, versa in una teglia, cuoci in forno.

Informazioni Nutrizionali: Calorie: 220, Grassi: 18g, Carboidrati: 5g, Proteine: 6g.

CONSIGLI E STRATEGIE PER LA DIETA CHETOGENICA

Gestione degli Effetti Collaterali

La dieta chetogenica, pur essendo efficace per la perdita di peso e il controllo di alcune condizioni mediche, può causare effetti collaterali, soprattutto nelle prime fasi. È importante conoscerli e saperli gestire per continuare la dieta con successo.

"Cheto-influenza": Durante la transizione verso lo stato di chetosi, si possono verificare sintomi simili a quelli dell'influenza, tra cui mal di testa, stanchezza e irritabilità. Per mitigare questi sintomi, è importante mantenere un adeguato apporto di elettroliti, soprattutto sodio, potassio e magnesio, e bere molta acqua.

Costipazione: La riduzione dell'assunzione di carboidrati può portare a costipazione. Per evitarla, è importante includere nella dieta fonti di fibre a basso contenuto di carboidrati, come verdure a foglia verde e semi di lino, e bere abbondante acqua.

Calo dell'energia e della forza fisica: Nei primi tempi, alcune persone possono sperimentare una diminuzione dell'energia e della forza fisica. Questo fenomeno tende a essere temporaneo. Assicurati di consumare adeguati livelli di grassi e proteine per mantenere i livelli di energia.

Crampi muscolari: La perdita di elettroliti può causare crampi muscolari. Un'adeguata assunzione di minerali attraverso alimenti chetogenici ricchi di nutrienti o integratori può aiutare a prevenirli.

CONSIGLI PER LA SPESA

Fare la spesa seguendo una dieta chetogenica richiede un po' di pianificazione e conoscenza degli alimenti permessi e vietati.

Focalizzati su Alimenti Naturali: Scegli carni, pesce, uova, latticini ricchi di grassi, verdure a basso contenuto di carboidrati, noci e semi. Evita alimenti trasformati e con zuccheri aggiunti.

Leggi le Etichette: Fai attenzione ai carboidrati nascosti in salse, condimenti e anche in alcuni prodotti etichettati come "cheto-friendly". Controlla gli ingredienti e i valori nutrizionali.

Stai Attento ai Dolcificanti: Alcuni dolcificanti artificiali possono causare risposte glicemiche o disturbi gastrointestinali. Preferisci dolcificanti naturali cheto-compatibili come eritritolo o stevia.

Prepara una Lista della Spesa: Avere una lista specifica ti aiuterà a evitare tentazioni e a concentrarti su ciò che è adatto per la tua dieta.

SUGGERIMENTI PER MANGIARE FUORI CASA

Mangiare fuori e mantenere una dieta chetogenica può sembrare una sfida, ma con qualche accortezza è possibile.

Ricerca il Menu in Anticipo: Molti ristoranti hanno i loro menu online. Guardali in anticipo per trovare opzioni cheto-friendly.

Personalizza il Tuo Ordine: Non esitare a chiedere modifiche al tuo piatto, come sostituire i contorni ricchi di carboidrati con verdure o insalate.

Evita Cibi Impanati o Fritti: Opta per piatti grigliati, al vapore o al forno.

Attenzione alle Salse e ai Condimenti: Scegli salse a basso contenuto di zuccheri e carboidrati. Condimenti come l'olio d'oliva e l'aceto sono solitamente scelte sicure.

ADATTAMENTI PER DIVERSE ESIGENZE ALIMENTARI

La dieta chetogenica può essere adattata a diverse esigenze e preferenze alimentari.

Vegetariani e Vegani: Sebbene la dieta chetogenica si concentri in gran parte su alimenti di origine animale, è possibile seguirne una versione vegetariana o vegana. Focus su alimenti come noci, semi, avocado, oli, tofu e verdure a basso contenuto di carboidrati.

Allergie e Intolleranze Alimentari: Gli alimenti chetogenici non includono cereali e legumi, che sono comuni allergeni. Per le intolleranze al lattosio, scegli latticini a basso contenuto di lattosio o fermentati.

Esigenze Specifiche di Salute: Per chi ha condizioni mediche specifiche, come il diabete, è importante consultare un medico prima di iniziare una dieta chetogenica. La dieta può influenzare il metabolismo e l'assunzione di farmaci.

In conclusione, la dieta chetogenica può essere un potente strumento per la salute e il benessere, ma come per qualsiasi dieta, è importante ascoltare il proprio corpo e consultare professionisti della salute per un approccio personalizzato e sicuro.